协和护士说

老年认知障碍那些事儿

编者名单

丛书主编　郭　娜　霍晓鹏

丛书副主编　夏　莹　马芳芳

主　　编　赵　霞

副 主 编　张　宇

编　　者（按姓氏笔画排序）

王东旭　王鹏宇　朱鸣雷　刘　妍

安学娇　孙　红　李　敏　张　宇

张亚臣　赵　霞　赵亚男

审核专家　霍晓鹏

中国协和医科大学出版社

北　京

图书在版编目（CIP）数据

老年认知障碍那些事儿 / 赵霞主编 . -- 北京 : 中国协和医科大学出版社 , 2025. 8. -- ISBN 978-7-5679-2681-3

Ⅰ. R749.1

中国国家版本馆 CIP 数据核字第 2025231A0T 号

主　　编　赵　霞
策划编辑　杨雪娇
责任编辑　李元君　杨雪娇
封面设计　河北回声文化传播有限公司
责任校对　张　麓
责任印制　黄艳霞
出版发行　中国协和医科大学出版社
（北京市东城区东单三条 9 号　邮编 100730　电话 010-65260431）
网　　址　www.pumcp.com
印　　刷　北京联兴盛业印刷股份有限公司
开　　本　880mm×1230mm　1/32
印　　张　2.875
字　　数　50 千字
版　　次　2025 年 8 月第 1 版
印　　次　2025 年 8 月第 1 次印刷
定　　价　45.00 元

前　言

在浩瀚的医学星海中，内科犹如一座坚实的灯塔，引领着临床医学的航向。随着时代的进步和科技的飞跃，民众对健康知识的渴求越发强烈。在信息洪流中，如何筛选准确、科学的医学信息，成为当代社会的迫切需求。为此，我们精心策划了“协和护士说”系列丛书，旨在搭建一座连接专业与大众的桥梁。

本系列丛书广泛涉猎内科的多个领域，包括但不限于如心血管系统、呼吸系统、消化系统、泌尿系统及内分泌系统等，构建起一个全面而深入的内科知识网络。我们以问答为载体，针对患者及公众最为关心的内科问题，从疾病的根源、症状表现、诊断流程、治疗方案到预防措施，逐一进行详尽而通俗的解析。无论是高血压、冠心病的悄然来袭，还是感冒、肺炎季节变换，抑或胃炎、胃溃疡日常困扰，我们都将以科学之名，为您一一揭开它们的神秘面纱。

尤为值得一提的是，本系列丛书每一个问题均源自住院患者的真实关切，它们不仅是医学知识的探讨，更是患者生活体验的映射。通过这样的收集与整理，我们力求使科普内容更加贴近人心，更加符合实际需求，从而帮助每一位读者在面对健康挑战时，都能拥有更加从容不迫的心态与更加科学合理的应对之策。

此外，“协和护士说”系列丛书还是一座沟通医护与患者温馨的桥梁。医生与护士可借此向患者推荐相关的科普内容，不仅有助于患者更好地理解病情与治疗方案，更能激发他们参与治疗的积极性与主动性，形成医患双方共同努力的良好氛围。

在此，我们诚挚地邀请每一位热爱生活的读者加入这场健康知识的盛宴。无论您是对内科领域充满好奇的探索者，还是正在与疾病斗争的勇士，抑或关心家人健康的守护者，我们都将竭诚为您提供最权威、最实用的内科科普知识。让我们携手并进，在探索健康的道路上不断前行，共同守护生命的美好与希望！

郭　娜

2025 年 6 月

目　录

一 基础知识

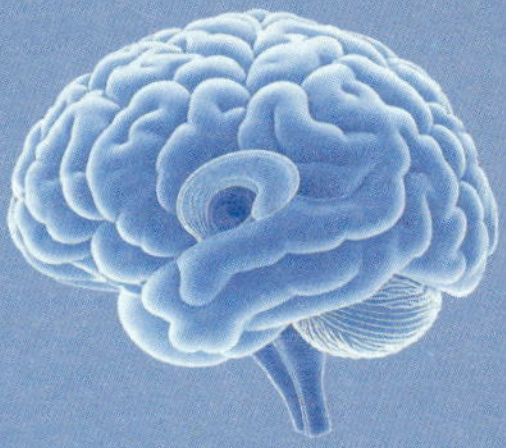

1．什么是老年认知障碍

认知障碍，听起来可能有点遥远，但其实它也许正悄悄影响着我们身边年长的亲人。它不是单一的疾病，而是由多种因素引起的一系列症状，如记忆力下降、语言障碍和计算力减弱。就像一台老旧的电脑，有时需要更多的时间来处理信息。

2．老年认知障碍就是老年痴呆吗

老年认知障碍并不总是等同于老年痴呆。认知障碍是一组症状，包括记忆力下降、语言障碍等，而老年痴呆，如阿尔茨海默病，是其中一种类型。并非所有认知障碍都会发展成老年痴呆，一些可能是暂时的，如药物副作用或营养不良引起的，通过适当治疗可改善。

3．认知障碍的流行趋势是怎样的

随着全球人口老龄化的加速，认知障碍的流行趋势愈发明显。中国作为世界上老年人口最多的国家之一，其认知障碍患者数量也在不断增加。预计未来几年内，随着老年人口比例的持续上升，认知障碍的发病率和患者数量将进一步上升。

4. 老年认知障碍的发病率是怎样的

据我国认知障碍流行病学统计，60 岁以上人群中痴呆患病率为 6.04%，其中阿尔茨海默病为 3.94%，血管性痴呆为 1.57%，其他类型痴呆为 0.53%。随着年龄的增长，认知障碍的患病率显著增加。截至 2022 年底，我国 60 岁及以上人口已达 2.8 亿人，其中罹患认知障碍疾病的患者超过 6000 万人。

5. 老年认知障碍的确切病因是什么

老年认知障碍的确切病因是复杂多样的，涉及衰老、脑部疾病、神经退行性疾病、睡眠障碍、教育程度、遗传因素、酒精中毒性脑病、药物性因素及营养不良等多个方面。

6. 什么样的老年人容易患认知障碍，影响因素有哪些

有家族遗传史、某些慢性疾病，或者曾经头部受过伤的老人可能更容易面临患认知障碍的风险。不良的生活方式，如吸烟，也会增加这种风险。影响因素如丧偶、独处、独居、常年生活困难、奔波劳累等社会心理因素，也可能增加患病的风险。

7. 认知障碍会不会遗传

认知障碍的发病过程中，遗传因素扮演了重要角色，其中*APOE-e*4 基因是目前已知的关键风险基因。对于那些携带高风险遗传变异的个体，了解自己的家族病史和接受专业的遗传咨询显得尤为重要。遗传咨询能够帮助他们认识到自身的遗传风险，并据此采取适当的预防措施。此外，家族研究表明，维持健康的生活习惯，如均衡饮食、适量运动和充足睡眠，有助于降低这些遗传风险带来的影响。

8. 记忆力减退一定是老年认知障碍吗

认知障碍的表现不只是记忆力减退。一般说来，人到中年以后，记忆力随着年龄的增长而逐渐衰减，这是正常的现象，是大脑皮质逐步萎缩的结果，这种记忆障碍进展都很缓慢，表现不会很严重。如果中老年人出现记忆力明显减退，那么首先就要区分是否是认知障碍引起的记忆力减退。其主要就是看除记忆减退外，是否还有其他智力障碍，具体还需结合其他症状及检查结果综合判断。

9. 记忆力减退到什么程度应引起警惕

记忆力减退是一个逐渐发展的过程，其程度因人而异，并且受到多种因素的影响，如年龄、健康状况、生活方式等。以下一些情况，是记忆力减退可能需要引起警惕的信号。

（1）显著的日常遗忘：如果你发现自己经常忘记刚刚发生的事情，如刚放下的钥匙、刚说过的话或刚接的电话内容，这种频繁的日常遗忘可能是一个警示信号。

（2）影响日常生活功能：当记忆力减退开始影响你的日常生活能力时，如忘记重要的约会、错过服药时间、无法完成熟悉的任务等，这表明记忆力问题可能较为严重。

（3）学习和新知识吸收困难：如果你发现自己难以学习新知识或掌握新技能，即使是过去能够轻松完成的任务也变得困难重重，这可能表明你的记忆力在明显下降。

（4）方向感和空间记忆受损：经常迷路，甚至在自己熟悉的环境中也会感到困惑，可能是记忆力减退的另一种表现。

如果出现上述任何情况，建议及时咨询医生或到专业医疗机构进行评估。早期发现和治疗可以延缓记忆力减退的进程，并可能提高生活质量。

10. 老年人除了记忆力减退，还有哪些认知功能可能受损

除了记忆力减退，认知功能可能受损的方面还包括以下几点。

（1）注意力下降：认知能力受损时，个体在集中精力处理某个任务时容易分心，无法持续保持注意力。这可能表现为无法

专注于一个任务，经常被外界干扰，难以集中精力完成工作。

（2）执行功能减弱：执行功能是指个体在计划、组织、解决问题、判断和决策等方面的能力。当认知能力受损时，这些能力会下降。患者可能无法独立完成一些复杂任务，如在日常生活中难以有效地制定计划、管理财务或完成多步骤任务，很难解决问题或做出正确的判断。

（3）语言能力受损：受损的认知能力还会影响语言能力。患者可能在理解、表达、阅读和书写方面出现困难，可能会在寻找恰当的词汇时感到困惑，理解句子的含义有困难，组织语言也变得困难。

（4）视空间能力受损：视空间能力是指个体对物体空间位置、距离、形状等属性的感知和操作能力。当认知功能受损时，患者的视空间能力可能受到影响，如出现空间定向障碍，无法准确判断物体的位置或距离。

（5）计算能力下降：计算能力也是认知功能的一个重要方面。认知能力受损的患者可能在进行简单的数学计算时感到困难，如无法进行加减乘除等基本运算。

（6）理解力减弱：患者可能对复杂信息的理解能力下降，无法准确理解他人的言语或书面信息，导致沟通困难。

（7）情绪和行为改变：一些认知功能受损的患者还可能出现情绪和行为上的改变，如情绪波动大、易怒、焦虑、抑郁等。这些情绪变化可能进一步影响患者的认知功能和生活质量。

11. 什么是轻度认知障碍

轻度认知障碍（MCI）在医学领域通常指的是轻度认知障碍，这是一种介于正常老化和痴呆之间的临床综合征。MCI 是指老年人在认知方面出现轻微损害，以记忆力减退为主要表现，但他们的社会职业或日常生活功能并未受到影响。

12. 什么是主观认知障碍

主观认知障碍（SCI）是指个体主观上感受到认知功能下降，如记忆力、注意力、执行功能等方面的能力减退，但在临床评估和神经心理学测试中并未发现显著的客观证据支持这种认知障碍的存在。

13. 什么是行为和心理症状的痴呆

行为和心理症状的痴呆（BPSD），是痴呆患者常见的症状，这些症状包括知觉、思维内容、心境和行为的紊乱。BPSD 可以是痴呆患者的早期症状，也可以是疾病发展过程中的伴随症状。这些症状不仅严重影响患者和照料者的生活质量，加速患者认知功能的衰退，而且也是认知障碍患者早期诊断识别的重要线索。

14. 什么是海马体

海马体（hippocampus）是大脑中一个弧形的结构，因形似海马而得名，位于颞叶内侧，属于边缘系统的一部分。海马体主要负责长时记忆的形成和存储，以及空间记忆和定位等功能。海马体可以把短时记忆转化为长时记忆，并把长时记忆从海马体转移到大脑皮质中。海马体也可以帮助我们在复杂的环境中进行导航和定向，类似于大脑中的GPS。

15. 阿尔茨海默病首先影响的部位是哪里

由于海马体在阿尔茨海默病中受到最早和最严重的损害，所以阿尔茨海默病初期最明显的表现是记忆下降，尤其是情景记忆下降，即对个人经历的时间、地点、情境等细节的回忆困难。例如，患者可能会忘记刚刚做过什么事情，刚刚说过什么话、刚刚见过什么人等。

16. 老年人海马体萎缩能恢复吗

由于神经元的死亡，阿尔茨海默病患者的大脑会出现萎缩，尤其是海马体。通过MRI可以观察到患者的海马体体积明显减小，与正常老年人相比有15%～40%的差异。海马体萎缩不仅影响记忆功能，还影响情绪调节、应激反应、学习能力等方面。

目前，还没有证据表明海马体萎缩可以完全恢复。

17. 什么方法可以帮助减缓或延迟老年人海马体萎缩的进程

调整饮食习惯，减少糖分和精制碳水化合物的摄入，增加欧米伽 -3（ω -3）的摄入，保持健康的体重。研究表明，过高的胰岛素水平和炎症反应会加速海马体萎缩，而欧米伽 -3 可以保护神经元免受损伤。增加有氧运动，如散步、跑步、骑自行车等。有氧运动可以增加血液循环，为大脑提供更多的氧气和营养，同时也可以降低压力和皮质醇水平，从而有利于海马体的健康。补充维生素 B_1，如营养酵母、全谷物、坚果等。维生素 B_1 可以保护线粒体的功能，线粒体是细胞的能量工厂，缺乏维生素 B_1 会导致线粒体受损，影响神经元的活力。

18. 吸烟对老年认知障碍有影响吗

吸烟对老年认知障碍患者具有显著的不良影响，不仅直接损伤神经系统，降低脑细胞功能，加重认知障碍；还通过加重动脉硬化，影响大脑血液供应，进一步降低认知功能；同时，吸烟还可能引发多种系统疾病，如高血压、冠心病等，间接加剧认知障碍的严重程度。

19. 饮食习惯对老年认知障碍有影响吗

饮食习惯对认知障碍的发展具有显著影响。不良饮食习惯对认知障碍的影响如下。

（1）高糖和高脂肪饮食。过多的高糖和高脂肪的快速餐和加工食品可能会导致动脉硬化、炎症和氧化应激，从而对认知能力产生负面影响。

（2）脱水。保持良好的水分摄入是维持脑功能的关键。脱水可能导致注意力不集中、疲劳和认知能力下降。

（3）特定食物对认知障碍的影响。①绿茶：多项研究表明，常喝绿茶可以降低患痴呆症的风险，提高认知能力。绿茶中的茶多酚等活性成分可能对神经细胞具有保护作用。②咖啡：有研究发现，中年时常喝咖啡与晚年时阿尔茨海默病 / 痴呆症患病风险降低有关。但这一关系可能因个体差异而异。③纯牛奶：一些回顾性研究结果表明，多喝牛奶与更好的认知能力有关。牛奶中的钙、维生素 D 等营养素可能对认知功能有积极作用。

（4）综合饮食习惯与认知障碍。①均衡饮食：采用均衡、多样化和适量的饮食模式，如地中海饮食或植物为基础的饮食，有助于提高情绪管理和心理健康，从而对认知功能产生积极影响。②避免过度摄入添加剂：如谷氨酸和谷氨酸钠等食品添加剂，摄入过多可能会导致过度兴奋和注意力不集中，对认知功能产生不良影响。

20．社交活动如何促进老年人大脑健康

社交活动通过激活大脑区域、减轻心理压力、提高生活质量、促进学习与记忆、提高问题解决能力、培养社交智能及降低认知衰退风险等多个方面来促进大脑健康。因此，老年人应该重视社交生活，积极参与各类社交活动，以维护和促进自己的大脑健康。

21．头部外伤会增加老年认知障碍的风险吗

头部外伤确实会增加认知障碍的风险。头部外伤，无论是轻微的擦伤、裂伤还是严重的颅骨骨折或脑损伤，都可能对大脑造成不同程度的损害。这种损害可能直接影响到大脑的认知功能区域，如海马体、额叶、颞叶等，这些区域与记忆、语言、执行功能等认知功能密切相关。

22．高血压与老年认知障碍的关系是什么

高血压和认知障碍之间有着密切的联系。科学研究发现，长期高血压可能增加患认知障碍的风险。想象一下，高血压就像是大脑中的一场“无声风暴”，它悄悄损害血管，导致血流不畅，进而影响大脑的正常工作。当大脑得不到足够的血液供应时，记忆力、思维能力等认知功能就可能受到影响。因此，控制血

压至安全水平至关重要。

23. 糖尿病与老年认知障碍的关系是什么

糖尿病和认知障碍之间的关系就像糖和牙齿，过多的糖分会慢慢侵蚀我们的牙齿，同样，长期的高血糖也会悄悄损害我们的大脑。科学研究表明，糖尿病患者的大脑体积和功能可能会受到影响，影响记忆力、注意力和执行能力等多方面的认知功能。糖尿病患者的胰岛素抵抗、炎症状态也可能与认知功能障碍有关。因此，糖尿病患者需要密切关注自己的血糖水平，通过合理饮食、适量运动和必要时的药物治疗来控制血糖，以降低认知功能下降的风险。

24. 睡眠障碍与老年认知障碍的关系是什么

睡眠障碍是老年认知功能障碍患者常见的临床症状之一，认知功能障碍也常发生在有睡眠障碍的老年人群中。睡眠障碍通过多种病理生理机制导致或加重认知功能障碍。失眠是最常见的睡眠障碍类型，长期失眠会增加老年人全因痴呆的风险，使阿尔茨海默病的风险加倍。

25. 听力损失与老年认知障碍的关系是什么

听力损失是导致老年人认知功能下降的重要因素之一，与听力正常人相比，听力损失的老年人群出现认知功能下降的风险增加 24%。听力每下降 10 分贝，认知功能下降的风险提高 7%。对于有明显老年性聋家族史的人群，需要尽早进行遗传咨询、相关听力学检测和基因检测，因为听力损失干预比其他风险因素的干预更容易实现，但是由于药物治疗无法有效治愈听力损伤，所以一旦确诊，必须通过干预来改善听力。目前，助听器和人工耳蜗是干预听力损失的有效方法。

26．高脂血症与老年认知障碍的关系是什么

高脂血症患者血液中的胆固醇、甘油三酯等成分含量过高，这会对身体产生多方面的影响，包括脑健康。研究发现，高脂血症与认知障碍之间存在显著的相关性。与血脂正常的人群相比，患有高脂血症的人群，特别是 65 岁以下者，发生痴呆的风险明显增加。此外，中年期的血脂水平越高，若干年后发生痴呆的风险越大。

27．高脂血症对老年人认知功能的具体影响是什么

高脂血症患者可能会出现记忆力下降、注意力不集中等认知功能方面的问题。随着病情的进展，还可能增加脑血管疾病（如脑梗死）的发生风险，对大脑造成更严重的损害，导致更严重的认知障碍甚至痴呆。

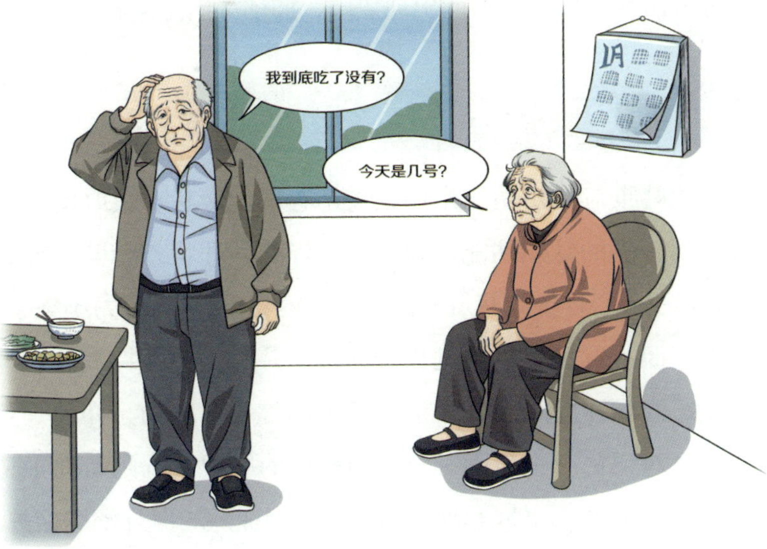

28. 情绪对老年认知障碍的影响是什么

情绪状态可以直接影响老年个体的认知过程，包括注意力、记忆、思维判断等。例如，积极情绪有助于提升注意力集中度和记忆力，而消极情绪则可能导致注意力分散和记忆力下降。

29. 老年认知障碍对情绪的影响是什么

老年人认知功能受损可导致情绪问题、认知障碍，如记忆力、理解力、计算力等方面的下降，可能导致个体在处理情绪信息时遇到困难，进而引发或加剧情绪问题。例如，阿尔茨海默病患者常因记忆力减退而出现焦虑、抑郁等情绪问题。

30．心理健康对认知功能的影响是什么

心理健康与认知功能密切相关，心理健康状况良好的人往往表现出较好的认知功能。首先，良好的心理状态有助于提高注意力水平。心理健康状况差的人往往容易分心、注意力不集中，而心理健康状况良好的人则更能够集中注意力，保持专注。其次，良好的心理健康可以促进记忆力的提高。压力、抑郁等负面情绪会对记忆产生负面影响，而积极的心理状况则有助于记忆的存储和提取。此外，心理健康还与学习能力的提升密切相关。心理健康差的人会缺乏学习的动力和积极性，而良好的心理状况则能够提高学习效果，增强学习能力。

31．抑郁与老年认知障碍的双向关联与影响是什么

早年抑郁症被证明是痴呆症的一个危险因素，而晚年抑郁症可以被认为是痴呆症的前驱症状。抑郁对认知障碍的影响是多方面的，这种影响不仅限于情绪层面，还深入到了认知功能的多个维度。抑郁症是一种常见的精神障碍，其临床表现不仅包括情感症状（如心境低落、兴趣丧失），还包括认知症状。认知障碍在抑郁症中普遍存在，且常被忽视。

32. 国内认知障碍相关组织与机构有哪些

国内认知障碍相关的组织与机构众多，它们在推动认知障碍领域的研究、教育、诊疗及患者支持等方面发挥着重要作用。以下是一些主要的国内认知障碍相关组织与机构。

（1）中国老年医学学会认知障碍分会。其致力提升认知障碍领域的学术研究水平，推动学科发展，加强国际学术交流合作，为认知障碍领域的专业人士提供一流的学术交流平台。定期举办学术会议，邀请国内外知名专家和学者进行学术分享，同时开展认知障碍领域的培训和教育。

（2）中国康复医学会阿尔茨海默病与认知障碍康复专业委员会。该专业委员会专注于阿尔茨海默病与认知障碍的康复研究与实践，致力推动康复医疗技术的发展与应用。定期举办学术年会，围绕认知康复技术的交叉融合与展望等主题进行研讨，促进相关领域的交流与合作。

（3）其他相关组织与机构。包括一些高校、科研机构、医院及社会组织等，它们在认知障碍的基础研究、临床诊疗、患者支持等方面也发挥着重要作用。这些组织与机构通过合作与交流，共同推动认知障碍防治工作的进步与发展。

33. 哪些机构收治老年认知障碍患者

专业医院与诊疗中心、养老院及护理院，以及社区服务机构共同构成了老年认知障碍患者的全方位收治体系。大型医院提供专业医疗团队和设备的全面诊疗，高级诊疗中心则进一步融合先进技术与个性化康复护理。同时，养老院与护理院为患者提供专业照顾，而社区服务机构则通过日常照料、康复训练及社交活动，为患者营造温馨的生活环境。

34．有哪些老年认知障碍专业期刊推荐

虽然直接针对老年认知障碍的期刊推荐可能因具体研究领域而异，但以下是一些在神经科学、老年医学或认知科学领域具有较高影响力的期刊，这些期刊可能经常发表与老年认知障碍相关的研究论文。

（1）《阿尔茨海默病与痴呆症》。该期刊是阿尔茨海默病领域的重要出版物，经常发表关于阿尔茨海默病及其他痴呆症的研究文章，包括流行病学、病理学、诊断、治疗及护理等方面的最新进展。该期刊在痴呆症研究领域具有广泛的影响力，是了解该领域最新动态的重要窗口。

（2）《神经学》。作为神经科学领域的顶级期刊之一，《神经学》涵盖了神经科学的各个方面，包括神经退行性疾病如认知障碍、帕金森病等的研究。

（3）《衰老神经生物学》。该期刊专注于衰老过程中神经系统的变化及其与认知功能的关系，发表了大量关于老年认知障碍的研究论文。其强调从分子、细胞、组织到整体行为水平的

综合研究，为理解老年认知障碍的病理生理机制提供了重要视角。

随着时间的推移，新的研究成果和书籍会不断涌现，因此建议定期关注相关领域的最新动态。

二 诊　断

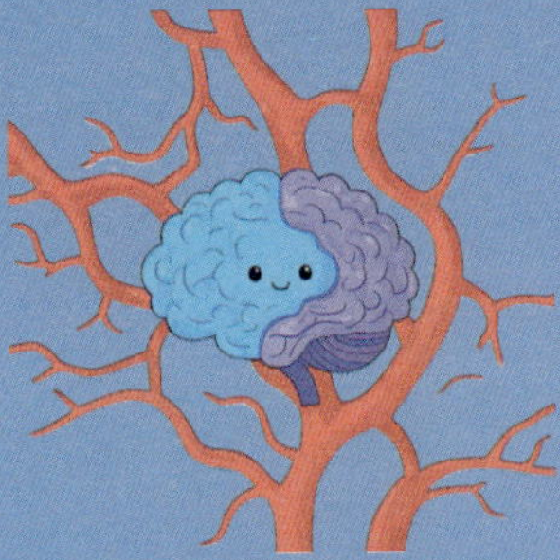

35. 认知障碍可以治愈吗

认知障碍虽无法完全治愈，但通过多种治疗策略可缓解症状。药物治疗如胆碱酯酶抑制剂能改善记忆与认知；非药物治疗如认知训练、社交及智力活动则能刺激大脑，延缓退化。关键在于早期诊断与及时干预，越早介入效果越佳。因此，一旦发现记忆或思维能力变化，应及时就医，争取最佳治疗时机。

36. 老年认知障碍有哪些类型

老年认知障碍主要包括阿尔茨海默病、血管性痴呆、帕金森病痴呆、路易体痴呆、额颞叶痴呆等。

37. 老年认知障碍患者会经历哪些阶段

老年认知障碍患者疾病进展分为三个阶段：初期正常，随后记忆力下降，行为改变进入轻度障碍，此期间患者可能会变得孤僻、易怒或者焦虑；中期记忆力与注意力进一步减退，日常生活能力受限；最终至重度阶段，记忆与学习能力丧失，无法辨认亲人和朋友，生活需全面照护。

38. 认知障碍对身体的危害有哪些

认知障碍可能会悄悄偷走老年人的日常生活能力，从料理三餐到管理财务，甚至与人交流都可能变得困难重重。它不仅影响记忆力，还可能让人在熟悉的环境中迷失方向，情绪变得焦虑或抑郁。

39. 早期识别轻度认知障碍的意义有哪些

早期识别轻度认知障碍至关重要，它为我们提供了一个宝贵的窗口，可以及时介入，延缓甚至阻止病情向更严重的方向发展。研究表明，轻度认知障碍是介于正常衰老和阿尔茨海默病之间的过渡状态，是发展为 AD 的高风险因素。因此，通过早期筛查和干预，我们有机会更有效地管理这一过程，改善老年人的生活质量。记住，大脑健康需要我们从早做起，就像对待身体健康一样，预防总是胜于治疗。

40. 老年认知障碍是如何诊断的

老年认知障碍通常通过神经心理学测试、临床评估、影像学检查（如 MRI、CT）及实验室检查综合判断。

41. 如何区分健忘与老年认知障碍

（1）疾病状态：老年痴呆是一种慢性神经退行性疾病，而健忘则可能是一种正常的衰老现象或者是短暂的压力或焦虑引起的。

（2）记忆类型：老年痴呆通常会影响到多个记忆类型，包括工作记忆、长期记忆和语言理解，而健忘通常只是短期记忆的问题。

（3）严重程度：老年痴呆的症状更加严重和持久，可以影响到日常生活和社交功能，而健忘一般不会影响到个人的生活和社交功能。

（4）伴随症状：老年痴呆还可能会出现其他症状，如情绪波动、迷失方向、行为异常等，而健忘通常不会有这些症状。

（5）健忘通常可以通过提醒或记录找回信息；而认知障碍导致的遗忘则难以通过提醒恢复，且伴随其他认知功能的减退。

42．如何区分老年认知障碍与抑郁症

认知障碍与抑郁症是两种不同的神经系统或精神健康问题，它们在多个方面存在显著的区别。

（1）认知障碍的临床症状：主要表现为记忆障碍（如记忆力下降）、执行功能障碍（如难以完成复杂任务）、注意力缺陷（如无法集中精力）、语言障碍（如词汇缺乏、语法错误或发音不清）及行为异常（如情绪波动大、冲动行为或社交回避）。这些症状可能严重影响患者的日常生活。

（2）抑郁症的临床症状：其典型症状包括心境低落（如持续悲伤、沮丧）、兴趣丧失（如对以往喜欢的活动失去兴趣）、睡

眠和食欲改变（如失眠、早醒，食欲减退或暴饮暴食）、精神运动迟缓（如反应迟钝、言语减少、躯体活动减少）及身体不适（如头痛、背痛等）。抑郁症患者还可能表现出自我否定、不与他人交流等现象，严重时甚至可能出现自杀倾向。

43. 如何区分老年认知障碍与衰老

衰老是由多种因素引起的，包括细胞衰老、组织器官功能衰退、遗传因素、生活方式及环境因素等。这些因素共同作用，导致机体新陈代谢减慢，进而引发皮肤松弛、记忆力下降等一系列生理变化。随着年龄的增长，我们可能会发现自己的记忆力不如从前，偶尔忘记刚刚发生的事情，或者需要更长的时间来学习和掌握新技能。然而，这些变化通常是渐进的，并且不会严重影响我们的日常生活和社交功能。但是认知障碍，患者可能会表现出记忆力明显减退、语言障碍、判断力下降及抽象思维能力受损等症状。这些症状可能会频繁出现，并且逐渐影响到患者的日常生活和社交功能。

44. 老年认知障碍的早期症状有哪些

老年认知障碍的早期症状包括记忆力减退（尤其是近期记忆）、注意力不集中、语言障碍、判断力下降、空间感知能力减弱、情绪和行为变化等，在行为上，出现认知障碍时，老年人可能会出现焦虑、抑郁、易怒、淡漠、重复行为或强迫行为等。

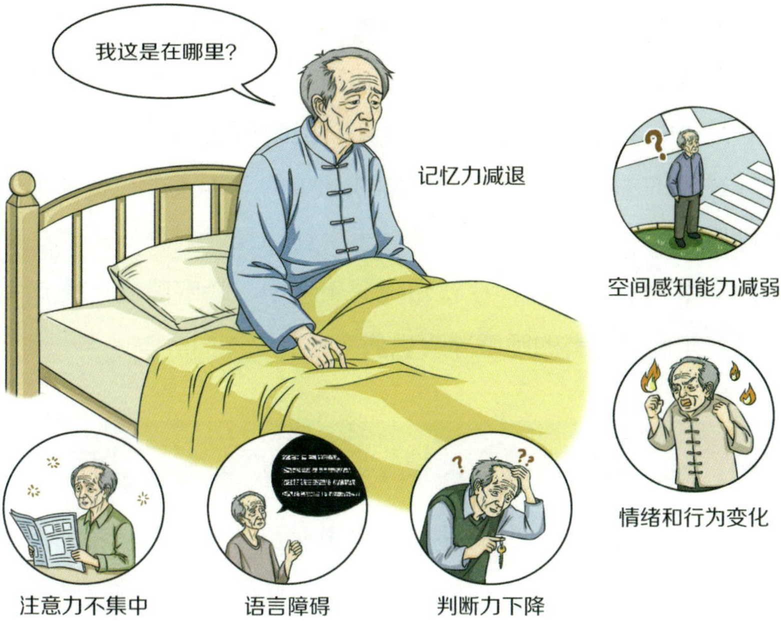

45. 老年认知障碍会出现幻觉吗

认知障碍患者，尤其是患有阿尔茨海默病的患者，可能会出现幻觉。幻觉是一种感知体验，患者会看到、听到、闻到或感觉到并不存在的事物。对于出现幻觉的认知障碍患者，医生可能会调整药物治疗方案。家庭成员和照顾者也可以通过提供安慰、确保环境安全及减少可能触发幻觉的刺激来帮助患者应对这一症状。

46. 老年认知障碍会出现睡眠障碍吗

睡眠障碍在老年认知障碍患者中是常见的现象。睡眠障碍是老年人群常见的综合征，也是认知功能障碍患者常见的临床症状之一。老年期睡眠障碍与认知功能障碍之间存在着密切且循环往复的关系。据研究，我国约 50% 的老年人存在各种形式的睡眠障碍，其中女性发生率高于男性，且睡眠障碍的发生率会随年龄增长而增高。在认知障碍患者中，睡眠障碍的患病率更高，如痴呆患者的睡眠障碍患病率为 20% ～ 38%。

47. 老年认知障碍患者睡眠障碍的表现有哪些

老年认知障碍患者的睡眠障碍表现和类型繁多，包括但不限于失眠、睡眠质量差、睡眠片段化、日间过度嗜睡、睡眠障碍性呼吸、睡眠觉醒周期紊乱、快动眼睡眠行为障碍、不安腿综合征、日落综合征等。

48. 睡眠障碍对老年认知障碍患者的影响有哪些

睡眠障碍通过多种病理生理机制导致或加重认知功能障碍，如影响神经递质的合成与释放、干扰大脑的记忆和学习能力等。长期的睡眠障碍会导致老年认知障碍患者情绪低落、焦虑、抑郁等心理问题，进一步降低患者的生活质量。

49. 如何判断自己或家人是否患有认知障碍

如果你担心自己或家人可能有认知障碍的迹象，注意一些变化，比如经常忘记近期的事情、难以进行逻辑推理、情绪波动或对日常活动感到困惑。如果出现这些症状，及时咨询医生，早期诊断和干预是非常重要的。

50. 居家如何进行认知障碍的自我筛查

45 岁及以上是认知障碍的高发年龄，建议将认知障碍早期筛查项目纳入健康体检中，对于长期疲劳、熬夜睡眠少、记忆力下降、经常遗忘迷路的老人，可以在家中使用 AD8 评分量表做初步测评（表 1）。

表 1　AD8 评分量表

项目	是，有变化（得1分）	否，没变化（得0分）	无法判断（不计得分）	备注
1. 这几年判断力出现问题（例如，曾经落入圈套或骗局，不会算账了，做出的决定经常出错，辨不清方向或易迷路等）				测试定向、计算、判断力及造成的相应功能下降

续　表

项目	是，有变化（得1分）	否，没变化（得0分）	无法判断（不计得分）	备注
2. 这几年对活动和嗜好的兴趣降低（例如，几乎整天躺着看电视，平时厌恶外出，常闷在家里，身体懒得活动，无精打采）				个人性格变化，丧失主动性
3. 不断重复同一件事（例如，总是提相同问题、讲相同的事情）				重复语言、言语空洞乏义
4. 这几年在学习新的工具或事物有困难（例如，电脑、智能手机、微波炉、遥控器等）				学习能力和工具性日常生活能力受损
5. 记不清当前的月份或年份				时间定向障碍
6. 这几年处理复杂的财务问题有困难（例如，不能独立处理银行存取款、付水／电／煤气费等）				处理个人财务困难、工具性日常生活能力受损
7. 常记不住和别人的约定（例如，忘记和家人已约好的聚会，忘记下午需要开会等）				记忆障碍造成日常生活能力下降
8. 有持续的思考和记忆方面的问题（例如，自己放置的东西经常找不到；常忘了服药；想不起熟人的名字与别人交谈时无法表达自己的意思等）				
总分				

51．老年认知障碍患者应就诊医院哪些科室

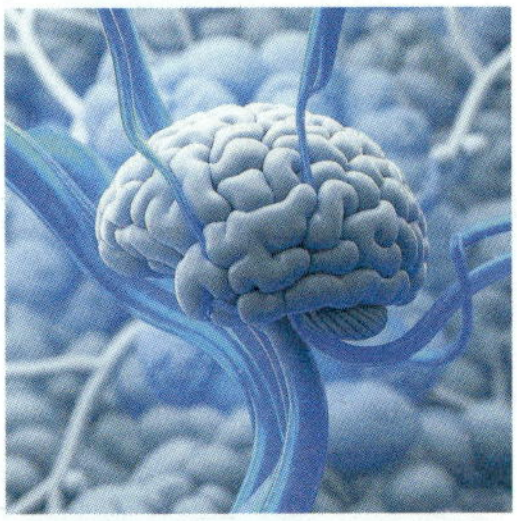

认知障碍属于交叉学科，神经内科、老年科、精神科都可以就诊，部分医院设立了认知症专科门诊，老年认知障碍患者可以由照顾者陪同或单独前往就诊，以获取专业评估及诊断。

52．老年认知障碍患者就诊需要做哪些检查

首先，要明确病因，进行相应的影像学检查，如CT、磁共振、超声等。其次，还要进行抽血化验，排除是否有其他疾病引起的认知功能下降。再次，通过量表进行认知功能的测试，量表内容包括记忆、计算、定向、注意力等。

53．老年认知障碍的初步评估与病史采集包括什么

（1）询问病史：详细询问患者的病史，包括起病时间、病程进展、既往疾病史（如脑血管疾病、帕金森病、癫痫、精神疾病等）、外伤史、药物或毒物接触史、家族遗传史等。这有助于医生初步判断认知障碍的可能原因。

（2）初步观察：观察患者的精神状态、行为表现、沟通能力等，以获取直观的印象。

54．医护人员会进行哪些测试来评估老年人认知功能

医护人员会使用标准化的认知功能评估工具对患者进行认知功能检测，如简易精神状态检查量表（MMSE）、蒙特利尔认知评估量表（MoCA）等，对患者的总体认知功能、记忆力、执行功能、语言功能、视空间能力等进行全面评估。

55．老年认知障碍的辅助检查有哪些

（1）血液学检测：包括血常规、生化检查等，以评估患者的营养状况、是否存在感染或代谢异常等可能影响认知功能的因素。

（2）影像学检查：头颅 CT 或 MRI 检查有助于发现脑血管病变、脑萎缩、肿瘤等结构异常，对认知障碍的病因诊断具有重要意义。

（3）电生理检查：脑电图（EEG）等电生理检查可以评估大脑皮质的电生理活动，对于鉴别正常老化和痴呆等认知障碍有一定的辅助诊断价值。

（4）脑脊液检查：对于疑似痴呆的患者，可能需要进行脑脊液检查以排除感染性疾病或自身免疫性疾病等病因。

（5）遗传学检查：对于有家族史的患者，应考虑进行遗传学检查以明确是否存在与认知障碍相关的基因突变。

56. 什么是画钟试验

画钟试验，又称为钟表绘画测验（clock drawing test，CDT），是一种常用的单项神经心理测验方法，广泛应用于痴呆的筛查和认知功能障碍的评估。其基本原理和要求如下：画钟试验通过要求受试者在白纸上独立画出一个钟，并准确标出指定的时间（如 11:10 或 8:20），来评估其视觉空间知觉、书写运动技能、语义记忆和执行功能等多方面的认知能力。这一测试方法操作简便、费时短，且文化相关性小，适合不同语言和文化程度的人群使用。

57. 什么是简易精神状态检查量表

简易精神状态检查量表（mini-mental state examination，MMSE）是目前应用最广泛的认知筛查量表之一，其内容覆盖定向力、记忆力、注意力、计算力、语言能力和视空间能力。MMSE 总分 30 分，分数越高提示认知能力越好，但受年龄、教育水平、语言等因素影响较大，因此划界在不同年龄、不同教育水平的人群中应有所不同。MMSE 对筛查痴呆有较好的价值，但识别 MCI 的作用有限。

58. 什么是蒙特利尔认知评估量表

蒙特利尔认知评估量表（montreal cognitive assessment，MoCA）是专门为筛查 MCI 而设计的总体认知功能评估量表，涵盖的认知领域包括注意力、记忆力、计算力、定向力、语言能力、视空间能力、执行功能和抽象思维，总分 30 分，分数越高提示认知能力越好。MoCA 识别 MCI、轻度 AD、VCI 和帕金森病导致的认知障碍均优于 MMSE。在实际应用中，需注意低教育水平可导致评分过低的情况。

三 治疗与康复

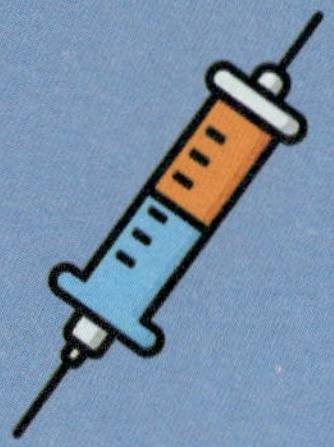

59．老年认知障碍有哪些治疗方法

老年认知障碍治疗方法主要包括药物治疗（如胆碱酯酶抑制剂、NMDA 受体拮抗剂等）、非药物治疗（如认知训练、音乐疗法、物理疗法、心理支持等）。

60．对于老年认知障碍患者药物治疗的目的是什么

虽然目前还没有特效的药物可以治愈老年认知障碍，或者有效地逆转病情进展，但联合使用药物治疗，可减轻症状和延缓病情的发展。提高生活质量，延长患者寿命。

61．认知障碍药物治疗的原理是什么

认知障碍药物治疗的原理涉及多个方面，包括提高神经递质水平、改善脑部血液循环、促进神经细胞修复、清除自由基及调节情绪等。这些原理共同作用，有助于改善认知障碍患者的症状，提高其生活质量。然而，需要注意的是，药物治疗应在医生的指导下进行，以确保安全有效。

62．老年认知障碍患者的常用药有哪些

老年认知障碍患者的常用药物主要包括乙酰胆碱酯酶抑制剂，如多奈哌齐（donepezil）、卡巴拉汀（rivastigmine）和加

兰他敏（galantamine），这些药物通过抑制脑内乙酰胆碱的分解，帮助改善记忆力和思维能力。谷氨酸酯抑制剂，如美金刚（memantine），适用于中后期患者，通过调节神经传递物质，减缓认知功能衰退。用药时需注意剂量和副作用，密切监测患者反应，及时调整治疗方案。

63．老年认知障碍患者常用药的注意事项有哪些

服用改善认知功能药物应注意，药物起效往往需要几个星期，服药初期，若病情未改善也不要着急和随意停药，应遵医嘱按疗程服药；应用控制精神症状药物应遵循小剂量起始，根据治疗反应及不良反应缓慢增减，症状缓解后治疗应至少维持6个月。应用胆碱酯酶抑制剂可引起恶心、呕吐、腹泻等胃肠道反应，有的患者可能出现心动过缓，因此用药期间还要密切监测药物不良反应。

64．中医中药在治疗老年认知障碍中有何应用

中医中药在治疗认知障碍中具有广泛的作用，主要通过调节脏腑功能、疏通经络、调和气血等多种途径，以及通过辨证施治、中药治疗、针灸疗法、推拿按摩、饮食调理、养生功法锻炼和情志调养等多种手段的综合应用，有效地改善老年患者的认知功能，提高生活质量。

65. 哪几类中药对老年认知障碍有治疗作用

（1）益智安神类药物。如远志、石菖蒲等，这些药物具有益智安神的作用，可以改善患者的记忆力、注意力和思维能力。

（2）活血化瘀类药物。如丹参、川芎、葛根等，这些药物能够改善脑部血液循环，增加脑部供氧，有助于缓解认知障碍症状。

（3）补肾填精类药物。中医认为肾气足而脑髓生，因此补肾填精类药物如枸杞子、山茱萸、肉苁蓉等，对于治疗因肾精亏虚引起的认知障碍有一定疗效。

66. 应对老年认知障碍患者记忆丧失非药物干预有哪些方法

面对老年认知障碍患者记忆丧失问题，可以从多个方面入手进行应对，包括以下几个方面。

（1）注意力训练。通过朗读文字或视觉跟踪等方式，帮助患者主动观察周围环境，寻找特定物体的位置，如电视机或门等，以此提高患者的注意力集中度。训练内容可以从近到远，也可以从患者感兴趣的事物开始，逐渐增加难度。

（2）记忆力训练。①复述练习：让患者复述刚刚听到的句子或自己经历的事情，如早上吃了什么、做了什么等。②联想记忆：教患者使用简单的数字、字母或图像来联想和代表特定的事物或事件，如用“1”代表“喝水”。③固定地点法：让患者每天在固定的地方进行日常活动，如穿、脱鞋子，以帮助他们记住物品的位置。④记录重要信息：使用笔记本或日历记录重要事件、约会和物品位置等信息，以便患者随时查阅。

（3）定向力训练。让患者每天查看日历，以帮助他们记住当前的日期和时间。通过观察天气或人们的穿着等外部线索，反复提示患者有关时间、季节或地点的信息。

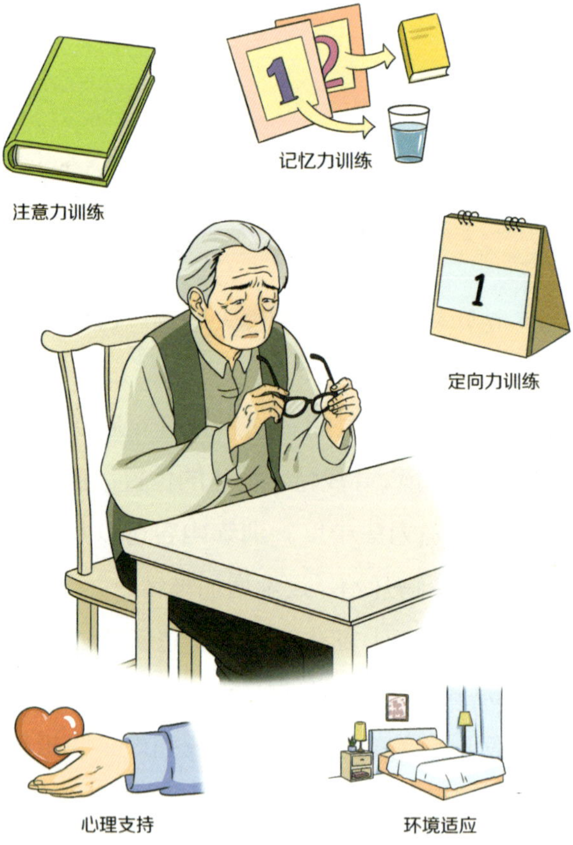

（4）心理支持。给予患者充分的心理支持和鼓励，避免过分苛责他们的记忆力下降。鼓励患者参与社交活动，与家人和朋友保持联系，以减轻孤独感和焦虑感。

（5）环境适应。对患者的居住环境进行适当改造，如使用明显的标识、减少杂物堆放等，以降低患者因环境不熟悉而产生的困惑和不安。

67．抑郁症对治疗老年认知障碍的影响有哪些

抑郁症患者的认知功能障碍不仅影响其生活质量和工作效率，还可能对治疗效果产生负面影响。因此，在治疗抑郁症时，除了关注情绪症状的改善外，还需要重视认知功能障碍的评估和治疗。

68．老年认知障碍患者可以做哪些康复训练

（1）注意力训练。通过下棋、玩扑克牌、搭积木等，可以提高患者的注意力。

（2）记忆训练。多陪患者看旧时照片，回忆过去，通过引导患者分类和回忆图片等提升其逻辑推理的能力。通过记住数字、重述电话号码等来提高即时记忆能力。

（3）计算机训练。一般可模拟购物场景，学习算术法则来进行训练，训练时要保持耐心，给予患者信心。

（4）语言训练。倡导以患者可以接受的方式进行交谈和互动，以帮助维持患者的语言表达和沟通技能。

69. 什么是认知刺激疗法和认知训练

认知刺激疗法是指通过一系列活动来刺激思维、注意力和记忆，从而改善认知和社会功能的方法。认知刺激可以在社会性的环境中以小组形式进行，涉及各种有趣的思维活动，旨在提升注意力和记忆力。而认知训练是指将心理学专业理论、范式与游戏化思维相结合而设计的一系列训练系统。这种训练系统结合被训者的现状及心理发展特点，主要对注意力、感知觉、记忆力、思维力、情绪能力、认知灵活性六大认知能力进行训练，旨在帮助被训者提升认知水平。目前，认知训练已被作为一种干预措施，以预防或延缓认知衰退、轻度认知障碍或阿尔茨海默病的发生。

70. 什么是认知数字疗法

认知数字疗法是由软件程序驱动，为认知障碍人群提供基于循证医学证据的数字化诊疗措施，包括数字化认知评估、预防、治疗和管理。数字疗法的认知训练可通过互联网对训练进行日常监控，了解每日任务完成的情况和效果，通过“即练即测”增强受训者的信心和依从性；还可借助其他新设备和新技术手段，如虚拟现实（VR）和人工智能技术等实现更好的训练效果，开展主动认知健康管理。

71．认知训练对改善老年认知障碍有帮助吗

认知训练对改善老年认知障碍确实有帮助，具体体现在以下几个方面。

（1）恢复或提升认知能力：通过认知训练，患者可以在记忆、注意力、思维、问题解决能力等方面得到显著改善。这种训练有助于患者重新学习或巩固认知技能，从而在日常生活中更好地应对挑战。

（2）促进社交互动：认知训练不仅关注个体认知能力的提升，还注重患者社交互动能力的恢复。良好的社交互动有助于减少患者的社交孤立感，增强其与家人、朋友和医疗团队的沟通能力。

（3）提高生活质量：通过改善认知和知觉功能，认知训练有助于患者提高生活质量。患者可以更好地进行日常生活活动，享受更多的独立性和自主性。

（4）增强安全意识：对于因认知问题而忽视安全问题的患者，认知训练可以增强其安全意识，减少在日常生活中发生危险事件的可能性。

（5）长期效益：有研究表明，认知训练后患者的总体认知功能、自我感觉及生活质量等方面都会发生显著的改善，并且

这种改善在长期随访过程中仍然持续存在。

72．老年人认知训练有哪些具体方法

认知训练是一种旨在提高个体认知能力的方法，它涵盖了注意力、记忆力、思维能力、逻辑推理、创造力等多个方面。以下是一些具体的记忆力训练方法。

（1）联想记忆法：将要记忆的信息与生动的形象或场景联系起来，以增强记忆的深度和广度。

（2）图像记忆法：将抽象的信息转化为图像进行记忆，这种方法有助于更直观地记住信息。

（3）反复复习：采用分散式复习法，即在一段时间内多次复习同一内容，而不是长时间集中复习。这有助于加深记忆和延长记忆的保持时间。

73．物理疗法对老年认知障碍有何帮助

物理疗法是一种利用物理因素如声音、光学、电学、力学及冷热传导等特性，通过非侵入性手段来治疗和预防疾病的方法。它主要包括热疗、光疗、电疗、按摩、针灸、推拿、超声波疗法、红外线照射等多种技术。这些技术旨在促进血液循环、缓解肌肉痉挛、促进炎症吸收和水肿消退，进而改善身体功能和认知功能。物理疗法不仅能改善大脑功能、增强肌肉力

量和灵活性，还能促进情绪表达和社交互动，以及缓解疼痛和炎症。

74. 音乐疗法对老年认知障碍有何帮助

音乐疗法对老年认知障碍的帮助主要体现在以下几个方面。

（1）激活情感记忆和习惯性动作模式：音乐具有穿透大脑深层结构的能力，能在一定程度上绕过认知障碍，唤醒患者内心深处的情感记忆和习惯性的动作模式。这对于认知障碍患者来说，是一种有效的刺激手段，有助于他们重新建立与外界的情感联系和互动。

（2）提高社交互动能力：研究显示，音乐刺激可以显著提高认知症患者的社交互动能力。通过参与音乐活动，患者可以与他人建立更多的交流机会，从而改善他们的社交技能和人际关系。

（3）降低焦虑和烦躁行为：音乐疗法有助于降低认知障碍患者的焦虑和烦躁行为。音乐的节奏和旋律能够稳定心率、呼吸频率，进而调整身体功能，舒缓紧张情绪。这对于那些因疾病而容易产生焦虑和烦躁情绪的患者来说，具有显著的缓解作用。

（4）促进认知功能的维持和提升：通过主动参与唱歌、打击乐器等活动，认知障碍患者可以在音乐疗法的帮助下促进认知功能的维持和提升。例如，歌曲复唱可以锻炼患者的记忆力和语言表达能力，从而改善他们的认知状况。

（5）增强社会交往和归属感：团体音乐活动可以增强认知障碍患者的社会交往和归属感。在团队中共同创作、演奏或聆听音乐，可以让患者感受到集体的温暖和支持，从而减轻他们的孤独感和无助感。

75．运动对认知功能有哪些积极影响

运动对认知障碍的积极影响是显著的，包括改善大脑功能、增强记忆和学习能力、减少炎症和神经退行性疾病风险、改善情绪和促进心理健康，以及具体运动类型的益处等。因此，对于认知障碍患者来说，适当的运动可以作为非药物干预手段之一，起到辅助治疗和改善认知功能的作用。但需要注意的是，运动方案应根据患者的实际情况进行个体化制订，以确保安全和有效性。具体运动类型的益处包括以下方面。

（1）有氧运动：如慢跑、游泳、骑自行车和快步走等，这些运动可以增加氧气供应，改善大脑的血流，促进大脑中的神经元连接。

（2）抗阻运动：如拉弹力带、卧推、深蹲和爬楼梯等，有助于增加肌肉力量和耐力，对减缓认知功能障碍患者的认知下降也有积极作用。

（3）中医传统运动：如八段锦、太极拳等，这些运动在

调节身心平衡、促进血液循环和神经系统健康方面具有独特优势。

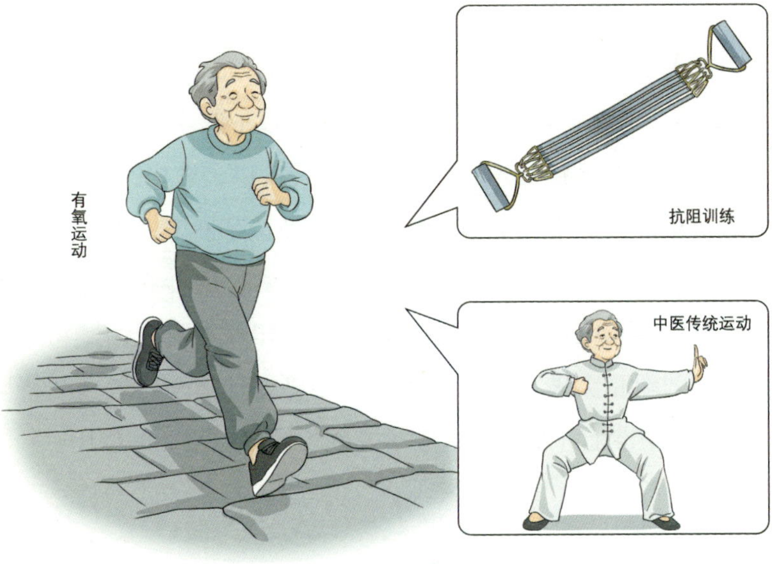

76. 脑力活动对预防老年认知障碍有帮助吗

脑力活动通过脑力锻炼可以促进大脑的血液循环和代谢，提高大脑的认知能力和思维灵活性，增强认知功能。如阅读、下棋、学习新技能等脑力活动可以刺激大脑，有助于预防认知功能衰退。

77. 人工智能与技术在老年认知障碍管理中的应用有哪些

人工智能与技术在认知障碍管理中的应用并非孤立存在，而是需要整合多种技术手段，如数字化评估、计算机化训练、虚拟现实治疗、实时监测和认知辅助等，以形成全面的解决方案。人工智能技术能够根据患者的个体差异提供个性化的诊疗方案，包括认知评估、干预治疗和管理计划等。这种个性化的诊疗模式有助于提高治疗效果和患者的生活质量。随着人工智能技术的不断发展和应用领域的不断拓展，认知障碍管理领域将迎来更多的创新和突破。未来，人工智能将在认知障碍的预防、早期诊断、精准治疗和综合管理等方面发挥更加重要的作用。

78. 认知障碍可以预防吗

认知障碍虽然不能完全预防，但通过积极的生活方式和健康习惯，我们可以降低患病风险。比如，多参与社交活动、保持规律的身体锻炼、均衡饮食，以及挑战大脑的益智活动，都能帮助我们的大脑保持活力。

79. 慢性病管理对老年认知障碍的预防意义有哪些

积极管理慢性病，如控制血糖、血压、血脂等水平，减少肥胖、戒烟限酒等，有助于降低老年认知障碍的发生风险。对于已经存在认知障碍的老年慢性病患者，综合治疗和管理慢性病也有助于延缓认知障碍的进展。

80．老年人如何做好认知干预

认知功能正常和轻度认知障碍的患者应进行认知训练，以降低认知功能下降和痴呆的风险。增加认知活动可以刺激或增加认知储备，对认知下降具有缓冲作用。与较低的认知活动水平相比，具有较高认知活动水平的人患轻度认知障碍或阿尔茨海默病的风险显著降低。认知活动的增加可以通过认知刺激疗法或认知训练来实现。

81．认知障碍研究有哪些新进展

（1）诊疗技术和设备的进步：最新数据显示，全国认知障碍诊疗中心总数达到 600 多家，涵盖了三级医院高级认知中心和记忆防治中心。这些中心配备了先进的诊疗设备和技术，提供了全方位、个性化的诊疗服务。认知中心采用的认知功能筛查量表多样且科学，如简明精神状态检查量表（MMSE）、蒙特利尔认知评估量表（MoCA）等，这些量表的使用帮助医生准确识别认知障碍的类型和程度，为制订个性化治疗方案提供了科学依据。

（2）新型药物和治疗方法的研发：在药物治疗方面，抗淀粉样蛋白免疫疗法取得了突破性进展。Lecanemab 和 Donanemab 是两种针对β-淀粉样蛋白（A β）的人源化单克隆抗体，用于治疗 A β阳性的早期阿尔茨海默病患者。Lecanemab 在临床试验中显示，患者的认知下降速度平均降低了 27%，而 Donanemab 则显示出更明显的认知改善效果，治疗 18 个月后可减缓认知衰退约 35%。

（3）危险因素的研究：复旦大学附属华山医院的研究团队绘制了痴呆可调控危险因素图谱，包含糖尿病、抑郁、睡眠等 62 个因素。研究发现，积极干预这些危险因素可以显著降低痴呆的发生风险。此外，空气污染和贫血也被证实为痴呆的重要风险因素，减少空气污染暴露和贫血可以减轻认知功能减退的发生风险。

82. 未来认知障碍的治疗会有哪些突破

预计随着社会发展、精准医疗、人工智能等科学技术的发展，对于检测认知障碍的技术会出现创新，也会不断完善早期诊断、个性化治疗和预防措施。随着科技的进步，跨学科研究在认知障碍领域也显示出巨大的潜力。结合神经科学、计算机科学、心理学等多学科的知识和技术，可以开发出更有效的诊断和治疗手段。

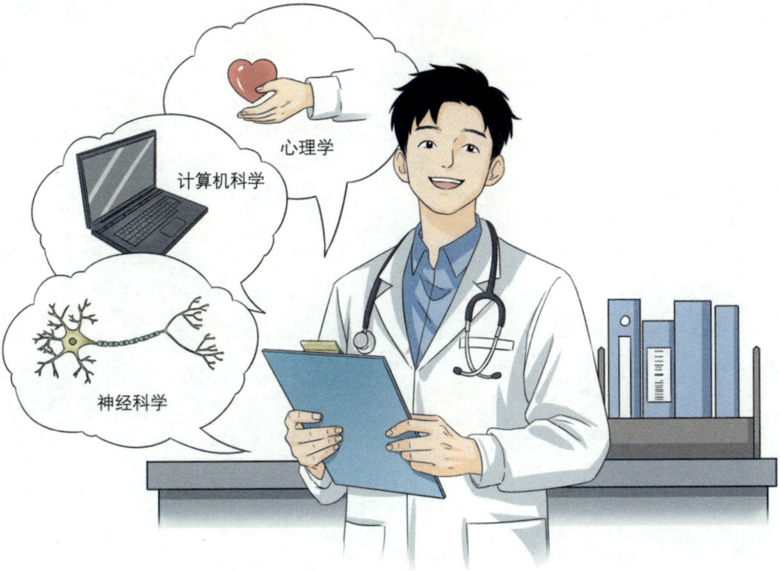
心理学
计算机科学
神经科学

四 家庭照护

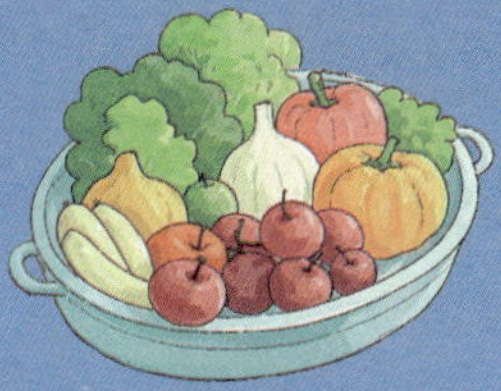

83. 家庭照护在老年认知障碍管理中的重要性有哪些

家庭照护在认知管理中具有不可替代的作用。

（1）它不仅为患者提供了情感支持和安全感，还促进了其认知功能的维持与恢复。

（2）通过分担照护任务和提升生活质量，减轻了照护者的压力。

（3）通过健康监测和康复指导等措施，预防了并发症的发生并促进了患者的康复进程。

因此，我们应该高度重视家庭照护在认知管理中的重要性，并积极采取措施加以推广和应用。

84. 老年认知障碍患者最应关注的问题有哪些

（1）老年认知障碍患者最应关注的问题包括保持身体健康、参与社交活动和持续的脑力活动。科学研究发现，良好的生活习惯，如规律锻炼、健康饮食和积极的社交互动，能有效延缓认知功能衰退。

（2）定期进行认知功能评估，及早发现问题，也是维护认知健康的重要一环。

记住，大脑就像肌肉，越用越灵活！

85．认知障碍患者日常生活照护有哪些注意事项

认知障碍患者日常照护需综合考虑多方面：创造安全舒适的生活环境，提供耐心心理支持，确保充足营养与水分摄入；制定适宜的锻炼计划，促进身体功能；妥善管理药物，确保用药安全；加强安全照护，预防走失及家居意外，全方位提升患者生活质量。

86．轻度老年认知障碍患者的照护要点有哪些

许多处于轻度认知障碍的患者一般能保持独立的生活能力，在日常生活中只需要一点协助。可以让患者保持原有的生活作息规律，定期进行适度的运动，通过使用辅助工具、认知训练游戏等，帮助患者强化记忆，维持认知能力。

87．中度老年认知障碍患者的照护要点有哪些

中度认知障碍的患者记忆、语言表达、空间和方向感及日常生活能力下降，情绪波动大，性格改变，可能存在社交障碍和睡眠障碍。

（1）患者需要他人协助管理日常生活，在如厕、穿衣服、洗澡等个人自理方面需要提供更多帮助。

（2）要确保患者的行动安全，限制独自外出，避免走失。

（3）患者情绪波动大，注意安抚，给予心理支持。

（4）定期带患者去医疗机构复诊，监测病情进展。

88．重度老年认知障碍患者的照护要点有哪些

重度认知障碍的患者记忆力完全丧失，无法识别时间和地点，语言表达严重受损，日常生活完全不能自理，可能需要人工协助完成进食、排泄等生理需求。这一阶段的患者大部分时间在床上或轮椅上，需要照护者持续的看护和陪伴，同时要防止并发症的发生。定时给患者进行被动运动、勤翻身叩背，避免发生压力性损伤、肺部感染。另外，要满足患者基本生活需求，定时喂养和协助清洁，确保舒适。

89．老年认知障碍患者可以独居吗

老年认知障碍患者是否可以独居取决于多种因素，包括病情的严重程度、个体的自理能力、家庭和社区的支持体系，以及可用的资源和服务。轻度认知障碍患者在初期可能仍能独立生活，但随着病情进展，他们可能需要更多的帮助和看护。对于中度至重度认知障碍患者，独居可能不安全，因为他们可能无法处理紧急情况，如火灾、突发疾病或跌倒。此外，他们可能会忘记服药、烹饪或进行其他日常活动，这可能导致健康问题。

90. 老年认知障碍患者居家有哪些风险

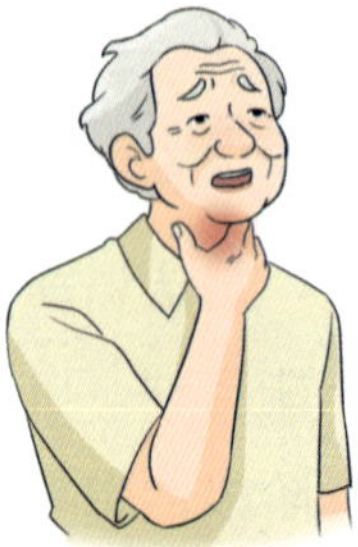

窒息风险

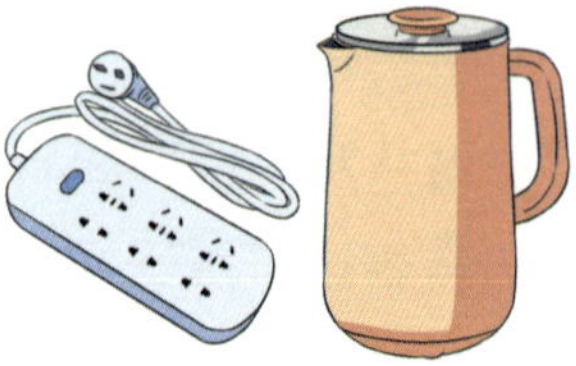

烧伤、烫伤、触电风险

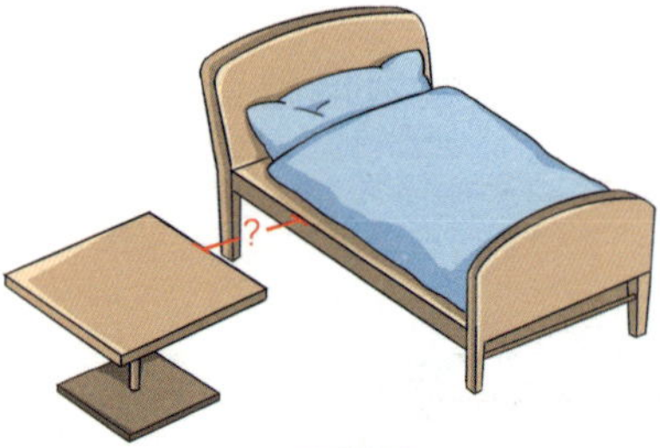

跌倒风险

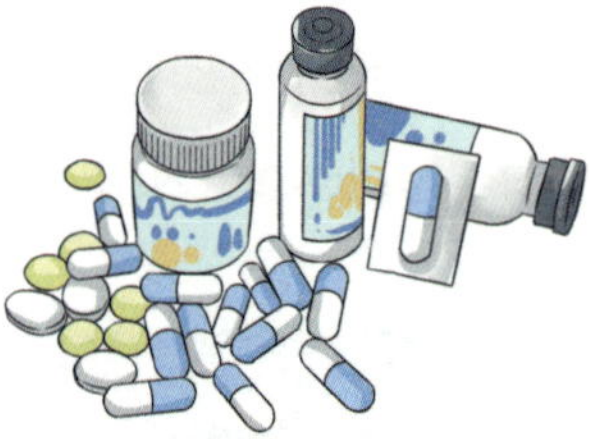

用药风险

91. 老年认知障碍患者的饮食有哪些注意事项

照顾老年认知障碍患者饮食需细心：选用对比鲜明的餐具；尊重饮食偏好与宗教信仰；确保食物温度适宜防烫伤；简化餐桌，避免分散注意力；给予充足就餐时间，并提醒细嚼慢咽以防误吸，从而预防营养缺乏及其带来的不良后果。

92. 哪些食物对老年认知障碍有益

对于认知障碍患者，合理的饮食安排可以在一定程度上改善身体状况，但并不能直接治疗认知障碍。以下是对老年认知障碍患者有益的食物类别及具体食物推荐。

（1）富含优质蛋白质的食物。推荐食物：牛奶、鸡蛋、瘦肉（如鸡胸肉、鱼肉）、豆制品（如豆腐、豆浆）等。益处：蛋白质是构成人体组织的基本物质，也是酶、激素、抗体等生物活性物质的组成部分。适量摄入优质蛋白质有助于维持身体的正常生理功能，对认知功能有一定的支持作用。

（2）富含维生素和矿物质的食物。① B 族维生素：如维生素 B_6、维生素 B_{12} 等，可通过谷物、坚果、豆类、乳制品、肉类等食物获取。推荐食物：燕麦、糙米、核桃、杏仁、花生、牛奶、鸡蛋等。益处：B 族维生素对神经系统健康有益，缺乏可能导致神经衰弱等问题，影响认知功能。②维生素 D：可通过鱼类、脂类、全脂乳品等食物获取。推荐食物：鲑鱼、鲭鱼、鱼肝油等。益处：维生素 D 有助于钙的吸收和利用，对骨骼健康和神经系统功能有积极影响。③叶酸：绿叶蔬菜是叶酸的重要来源。推荐食物：菠菜、西兰花、芦笋等。益处：叶酸对细胞分裂和修复至关重要，能促进脑部发育及维护其正常运作状态。

（3）富含抗氧化剂的食物。推荐食物：蓝莓、草莓、葡萄、猕猴桃等水果，以及西兰花、菠菜等蔬菜。益处：抗氧化剂能够清除体内的自由基，减少氧化应激对大脑的损伤，有助于保护大脑免受损害。

（4）易咀嚼、易吞咽、易消化的食物。推荐食物：软烂的面条、粥、蒸蛋、炖肉等。益处：老年认知障碍患者可能存在吞咽困难等问题，选择易于消化的食物可以减轻他们的负担，并确保营养的摄入。

93．老年认知障碍患者会迷路吗

会的。认知障碍，特别是阿尔茨海默病等类型的痴呆，会影响个体的导航能力和空间记忆。这意味着患者可能难以找到回家的路，或者在熟悉的环境中也可能感到迷失。随着病情的进展，这种情况可能会变得更加频繁和严重。因此，为了患者的安全，家人和照顾者应该采取预防措施，如使用定位设备、确保环境安全及提供持续的支持和监督。

94．如何预防老年认知障碍患者走失

如果家里有认知障碍的患者，家属应先带患者到医院的记忆门诊或老年科门诊等专业机构进行走失风险评估；另外，家里需安装复杂的门锁、隐藏出口和门把手，使用电子产品如门窗感应器、远程报警器、电子定位装置等，避免患者自行出走。患者如需外出要有专人陪护，佩戴有定位功能的手环、手表及

身份联系卡，身份联系卡注明家庭住址和子女联系方式等信息，在人流集中的地方，陪护人员应加强看护。

95．老年认知障碍患者可以开车吗

轻度老年认知障碍患者可能仍能保持基本的驾驶能力，但随着病情进展，他们的反应时间、判断力和注意力可能会受到影响，这可能会增加交通事故的风险。

96．如何照顾老年认知障碍患者的起居护理

照顾老年认知障碍患者，要像对待宝贝一样细心。保持日常活动的简单和规律，如洗脸、梳头，让他们感觉自在。家中环境要安全，避免杂物堆放，确保照明充足，用鲜艳的颜色标记门槛和台阶，预防跌倒。记住，耐心和爱心是最佳护理的秘诀。

97．如何与老年认知障碍患者沟通

与老年认知障碍患者沟通时，要像对待孩子一样温柔和耐心。使用简单直白的语言，保持眼神交流，让他们感到安心。避免使用复杂的句子或难以理解的词汇，确保信息简洁明了。如果他们不理解，不要着急，重复或用不同的方式表达。记住，微笑和鼓励是沟通中最好的语言。

98. 老年认知障碍患者可以做家务吗

老年认知障碍患者在早期，可以在照护者的陪伴下适当做家务，这有助于延缓病情进展。但要注意选择适合他们的简单任务，如擦桌子、摆放餐具等，并确保安全。记得，适当的家务不仅能让他们感到自己仍有价值，还能提升他们的生活质量。做家务时注意保障患者使用家用电器、燃气等安全。

99. 中、重度老年认知障碍患者进食时会出现哪些问题

中、重度老年认知障碍患者在进食时可能会遇到吞咽困难，这需要家人或照护者特别注意。他们可能无法自主判断食物的温度和质地是否适宜，容易因食物过硬、过热或过冷而呛咳或烫伤。此外，这些患者可能对饥饱感觉不敏感，有时会出现忘记进食或过度索食的情况。因此，照护者需要耐心引导，合理安排饮食，确保营养均衡，并创造一个安静舒适的用餐环境，帮助他们集中注意力在进食上。

100. 如何做好长期卧床老年认知障碍患者的起居护理

对卧床不起的老年认知障碍患者，要经常清洁口腔、勤换衣服，定时为患者洗澡、洗头，洗澡水温控制在 35 ～ 40℃，洗

澡程序为洗脸→洗身子→洗头，洗澡次数不宜频繁，冬季 3 ～ 4 天一次，每次洗澡时间不宜过长，以 15 ～ 30 分钟为宜。

101. 如何帮助老年认知障碍患者应对夜间困扰

帮助老年认知障碍患者应对夜间困扰，需维持规律睡眠模式，创造舒适睡眠环境，减少晚间兴奋剂摄入，鼓励晚间轻度活动，确保夜间照明充足，提供安全感（如床栏与夜灯），考虑使用监控设备以防意外，通过安抚缓解夜间焦虑，并持续与医生沟通以调整治疗策略，全方位保障患者夜间安宁。

102. 老年认知障碍患者便秘怎么办

老年认知障碍患者的便秘问题是一个需要引起重视的问题。

（1）调整饮食。增加膳食纤维的摄入，鼓励患者多吃蔬菜、水果和全谷类食物，帮助改善肠道环境。保持充足的水分摄入，鼓励患者多喝水，有助于软化粪便，减少便秘的发生。减少或避免食用辛辣、油腻等刺激性食物，以免加重肠道负担。

（2）增加身体活动。根据患者的身体状况，引导其进行散步、太极拳等轻度运动，以促进肠道蠕动。

（3）合理用药。对于因药物副作用导致的便秘，应及时咨询医生，调整用药方案。避免滥用泻药。

（4）关注患者情绪。了解患者的情绪变化，及时给予关爱和支持，缓解其焦虑、抑郁等情绪问题。

103．如何做好老年认知障碍患者的皮肤护理

照顾老年认知障碍患者的皮肤，就像呵护婴儿一样细心。

（1）保持皮肤清洁，使用温和的洗浴产品，避免刺激。

（2）注意保湿，使用保湿霜，尤其在干燥季节。

（3）预防感染，定期更换床单和衣物。

（4）保护皮肤不受外界伤害，避免过热或过冷的环境。

记住，皮肤是身体的第一道防线，照顾好它，就是照顾好患者的健康。

104．老年认知障碍患者口腔护理的重要性有哪些

老年认知障碍患者的口腔护理与整体健康紧密相连。良好的口腔卫生习惯可以预防牙龈炎、牙周炎等常见口腔疾病，维持咀嚼功能，帮助消化和营养吸收。此外，定期清洁口腔能有效预防口腔感染，减少全身性感染的风险。记得，每天至少刷牙两次，使用牙线和漱口水，每年至少进行一次口腔检查。保护好口腔，就是守护了健康的第一道防线。

105．如何帮助老年认知障碍患者进行口腔护理

帮助老年认知障碍患者进行口腔护理，需注意以下方面。

（1）要确保他们每天至少刷牙两次，使用软毛牙刷和含氟牙膏，每次刷牙时间不少于两分钟。餐后使用牙线清理牙缝，并用漱口水进一步清洁口腔。

（2）定期的口腔检查也很重要，这有助于及早发现和治疗口腔问题。

（3）鼓励患者保持良好的饮食习惯，避免高糖和高酸食物，多吃富含维生素 C 和钙的食物，以维护口腔健康。

106．如何从饮食入手，预防老年认知障碍

预防老年认知障碍，可从日常饮食入手。均衡摄入蛋白质、脂肪、碳水化合物、维生素及矿物质，增加抗氧化剂（如维生素 C、维生素 E 及β-胡萝卜素）摄入，适量摄取ω-3 脂肪酸食物（如深海鱼），控盐限糖，并充足饮水，以维护大脑健康，减缓认知衰退。

107．如何为老年认知障碍患者合理安排餐饮时间

（1）应为老年认知障碍患者养成定时定量的餐饮习惯，避免暴饮暴食或过度饥饿。同时，要注意避免在睡前大量进食，以免影响睡眠质量。

（2）合理安排老年认知障碍患者的餐饮时间，关键在于规律性和营养均衡。记得每天三餐定时定量，不要忽略早餐，因

为经过一夜的休息，大脑需要足够的葡萄糖来启动新的一天。同时，鼓励患者在餐间适量加餐，以补充能量和营养。

（3）食物选择上，要易于咀嚼和吞咽，避免过于硬、干或黏稠的食物，以减少噎食的风险。

记住，良好的饮食习惯，是维持患者健康的重要一环。

108．老年认知障碍患者喝水呛到的应对措施有哪些

面对老年认知障碍患者喝水呛到的情况，应注意以下方面。

（1）观察症状：轻微呛咳可稍作休息再试，严重则立即急救。

（2）调整饮水方式：如使用吸管或防呛设计杯子，控制饮水量，少量多次饮用，并协助调整坐姿，使身体前倾以促进吞咽，从而有效降低呛水风险。

109．老年认知障碍患者饮水呛咳的预防措施有哪些

为预防老年认知障碍患者饮水呛咳，应注意以下方面。

（1）加强锻炼以提高吞咽功能，调整饮食以提供易于吞咽的食物并保持充足水分。

（2）定期带患者进行身体检查，特别是关注吞咽功能的变化，以便及时发现并处理潜在问题。

110. 如何防止老年认知障碍患者噎食

为防止老年认知障碍患者噎食，应注意以下方面。

（1）合理调整饮食：选择易于咀嚼和吞咽的食物，如软饭、烂面条、糊状食品等，避免过硬、过干等易导致噎食的食物。

（2）优化进食环境：确保安静、舒适、无干扰。

（3）采用合适的进食姿势：让患者坐直身体进食，以降低噎食风险。

111. 老年认知障碍患者噎食采取哪些急救措施

（1）及时发现噎食现象。观察患者是否有咳嗽、面色发青、呼吸困难等噎食的迹象。一旦发现这些情况，应立即采取行动。

（2）实施急救措施。在患者出现噎食时，可以采用海姆立克急救法进行急救。同时，及时呼叫急救人员，以便在专业人员的指导下进行进一步的救治。

112. 如何帮助老年认知障碍患者服药

帮助老年认知障碍患者服药，关键在于简化流程和确保安全。

（1）了解患者的具体用药计划，包括药物种类、剂量和时间。

（2）设定固定的服药时间，并使用分格药盒按时间顺序排列药物，每个格子对应一个服药时间点。在药盒上贴上醒目的标签，注明药物名称和剂量。

（3）可以使用闹钟或提醒工具来提醒服药时间。

记住，耐心和细心是关键，确保患者按时按量服药，同时注意观察他们的身体反应，及时调整用药计划。

113．老年认知障碍患者睡眠障碍的应对措施有哪些

（1）一般治疗：建议患者保持积极乐观的心态，多与家人沟通交流，避免精神压力过大。同时，适当运动也有助于缓解精神压力，改善睡眠质量。

（2）心理治疗：对于存在心理问题的患者，可以进行心理治疗，如认知行为疗法等，帮助患者调整心态，缓解睡眠障碍。

（3）药物治疗：在医生的指导下，患者可以服用一些镇静催眠类药物、抗抑郁药物等进行治疗。但需要注意的是，西药治疗的效果有限，且可能存在损害认知功能的风险。因此，在选择药物治疗时，应权衡利弊，谨慎使用。

（4）中医治疗：中医药治疗具有多靶点、副作用小的优势，可以根据患者的具体症候进行辨证施治。但需要注意的是，中医治疗疾病是以辨证论治为基础的，因此需要在专业中医医师的指导下进行。

114. 老年认知障碍患者为什么总是重复提问

家属要理解重复提问背后的原因。

（1）记忆丧失：认知障碍导致短期记忆严重受损，患者可能刚问过的问题转眼就忘，因此会不自觉地重复提问。

（2）安全感缺失：重复询问是患者试图确认环境稳定、寻求安全感的一种方式。

（3）情感需求：提问可能也是患者表达关心、渴望交流或寻求关注的方式。

115. 如何应对老年认知障碍患者的重复提问

（1）保持耐心与同理心。认识到这是疾病的症状，而非患者故意为之，保持平和的心态。用温柔、耐心的语气回应，避免表现出不耐烦或厌烦。

（2）针对患者的问题，给予简短、直接的回答，避免复杂解释，以免加重患者的困惑。如果可能，使用视觉辅助工具（如照片、日历）来帮助患者记忆和理解。

（3）引导话题转换。如果患者频繁重复同一问题，可以巧妙地将话题引向其他积极、有趣的方面，如询问他今天的感受、分享一些新鲜事等。通过参与日常活动、散步或听音乐等方式，转移患者的注意力。

（4）设置提醒系统。利用记事本、便签或智能设备（如语音提醒器）为患者设置日常提醒，减少因遗忘而重复提问的情况。鼓励患者参与设置提醒的过程，增强其自我管理和参与感。

（5）寻求专业支持。定期咨询医生或专业护理人员，了解病情进展及最新的照护方法。参加认知障碍患者家属支持小组，与其他照护者交流经验，获得情感支持。

（6）建立日常规律。维持患者日常生活的规律性，如固定的作息时间、饮食安排和日常活动，有助于减少因不确定感而产生的焦虑和重复提问。

116. 如何为老年认知障碍患者创造一个安全的生活环境

为老年认知障碍患者创造一个安全的生活环境，需要从多个方面入手，确保患者在家中的安全和舒适。以下是一些关于居家环境安全改造的具体建议和措施。

（1）防滑防摔。地面材料应选择防滑性能好的材质，如防滑地砖、橡胶地板等。保持地面清洁干燥，避免积水、油污等造成滑倒。在卫生间、浴室等易湿滑区域，安装扶手和防滑垫，为患者提供额外的支撑和防滑保护。

（2）家具安全。家具摆放要稳固，避免家具边缘突出或尖锐，减少磕碰的风险。移除或固定可能绊倒患者的障碍物，如电线、地毯等。

（3）照明优化。确保室内光线充足，减少阴暗角落。选择柔和、不刺眼的灯具，避免对眼睛造成负担。在床头、走廊等关键位置设置夜灯或感应灯，方便患者在夜间行走。

（4）环境整洁。保持家中环境整洁，避免杂物堆积和堵塞通道。移除不必要的家具和装饰品，减少潜在的安全隐患。

117. 如何促进老年认知障碍患者的情感交流

促进认知障碍患者的情感交流是一个细致且需要耐心的过程。

（1）需建立信任关系。①持续陪伴：多陪伴患者，给予他们足够的时间来适应和信任你。这种陪伴能让他们感受到安全感和被关注。②情感支持：表达你的关心和理解，让患者知道你一直在他们身边，支持他们面对困难。

（2）要使用简单清晰的语言。①简明扼要：在与患者交流时，使用简单、直接且易于理解的语言。避免使用复杂的词汇或句子结构，以减少他们的理解难度。②语速适中：放慢说话的速度，让患者有足够的时间来处理和回应你的信息。

（3）要注意非语言沟通。①身体接触：适当的身体接触，如拥抱、握手等，可以传递温暖和安慰，增强患者的情感体验。②肢体语言：利用肢体语言来表达你的情感和支持，如微笑、点头等，这些都能帮助患者更好地理解你的意图。

（4）做到尊重和理解。①保护患者自尊心：不要将患者当作小孩看待，尊重他们的尊严和自尊心。避免在他们面前谈论他们的情况，以免伤害他们的感情。②耐心倾听：给予患者足够的时间来表达自己的感受和需求。即使他们表达不清楚或重复说同一件事情，也要保持耐心和倾听。

（5）促进老年认知障碍患者的情感交流还需要利用视觉辅助工具、制订日常活动计划及寻求专业帮助等多方面的方法。通过这些方法，我们可以更好地与认知障碍患者建立深厚的情感联系，为他们提供更多的支持和关爱。

118．老年认知障碍患者的心理需求有哪些

老年认知障碍患者的心理需求是多方面的，这些需求对于他们的生活质量、情绪状态及疾病管理都至关重要。以下是一些主要的心理需求。

（1）安全感与稳定感。老年认知障碍患者往往需要在一个熟悉且稳定的环境中生活，以减少因环境变化带来的不安和焦虑。保持日常生活的规律性，如固定的作息时间、饮食习惯等，有助于患者建立安全感。

（2）尊重与认同。个人价值尽管认知能力下降，但患者仍然希望被当作独立的个体来对待，他们的意见和感受应得到尊重。通过参与一些力所能及的活动，患者能够感受到自己的价值和成就，从而增强自信心。

（3）社交与情感交流。老年认知障碍患者渴望与他人进行社交互动，分享生活中的点滴，以减轻孤独感和寂寞感。家人、

朋友和照护者的情感支持对患者来说至关重要，能够帮助他们应对疾病带来的情绪困扰。

（4）信息与理解。患者和家属需要了解认知障碍的相关知识，包括病因、症状、治疗及预后等，以便更好地应对疾病，了解关于如何照护认知障碍患者的指导，以利于家属和照护者更好地理解和满足患者的需求。

（5）心理干预与支持。针对患者可能出现的焦虑、抑郁等情绪问题，提供必要的心理干预和支持，如认知行为疗法等。患者和家属了解一些应对认知障碍的策略，如记忆训练、注意力集中练习等，以提高患者的生活质量和自我管理能力。

（6）尊重隐私与自主。在照护过程中，应尊重患者的隐私权，避免在未经允许的情况下泄露患者的个人信息。在可能的情况下，应鼓励患者参与决策过程，如选择日常活动、饮食偏好等，以增强他们的自主性和控制感。

（7）舒适与安宁。提供舒适的居住环境，注意室内的温度、湿度、光线等，以减轻患者的不适感。通过音乐、阅读、冥想等方式，帮助患者缓解焦虑、抑郁等情绪，达到心理安宁的状态。

119. 老年认知障碍患者专业心理咨询与支持的获取途径有哪些

老年认知障碍患者专业心理咨询与支持的获取途径多样，以下是一些主要途径。

（1）专业机构咨询。①心理咨询机构：这些机构提供专业的心理服务，包括个人咨询、团体咨询和心理治疗等。可以通过搜索引擎或当地的心理咨询机构网站找到合适的机构，并预约咨询时间。②医院心理科：当地三甲医院通常设有心理科（或心身科、精神科等，名称可能不同），或精神卫生中心（有的称为脑科医院）。这些科室提供心理治疗服务，包括精神科医生、心理治疗师和心理咨询师等。通过医院或医疗保险公司可以了解相关信息，并在那里接受专业的心理治疗服务。

（2）线上平台咨询。①在线心理咨询平台：许多在线心理咨询平台提供在线心理咨询和心理治疗服务。这些平台通常允许用户搜索合适的咨询师或治疗师，并通过视频通话或在线聊天等方式接受心理服务。②心理健康 APP：一些心理健康 APP 也提供心理咨询服务，用户可以在这些平台上寻求专业帮助。

（3）热线电话与社区资源。①心理咨询热线：许多城市设有心理咨询热线电话，提供专业的心理咨询和心理支持服务。拨打这些热线电话，可以与咨询师或治疗师进行电话咨询。②社区心理健康服务：一些社区提供心理健康服务，包括心理咨询、心理治疗和心理健康宣传教育等。通过当地社区服务中心或社区心理健康机构可以了解相关信息。

120. 老年认知障碍患者如何进行法律事务管理

认知障碍患者是一类因各种原因导致智力水平显著下降，

生活自理能力丧失或严重受损，无法独立生活和自理的人群。他们在进行法律事务管理时，面临着诸多挑战。为了确保认知障碍患者的合法权益得到充分保障，制定科学合理的法律事务管理制度显得尤为重要。法律事务管理的具体措施如下。

（1）确定监护人。在认知障碍患者还具备完全民事行为能力时，应在近亲属或其他关系密切、愿意承担监护责任的个人、组织中协商确定监护人。监护人应负责患者的法律事务管理，包括但不限于财产管理、合同签订、诉讼代理等。

（2）设立专门机构或部门。政府、社会组织、企事业单位等可以根据需要设立认知障碍患者管理的专门机构或部门，负责患者的法律事务管理。这些机构或部门应配备专业的法律人员，为患者提供法律咨询、代理诉讼等服务。

（3）制定个性化法律事务管理计划。针对每位认知障碍患者的具体情况，制定个性化的法律事务管理计划。计划应包括财务规划、房产管理、遗嘱制定、法律纠纷预防与处理等内容，确保患者的合法权益得到全面保障。

（4）提供法律援助。对于经济困难或无法独立进行法律事务管理的认知障碍患者，政府和社会组织应提供法律援助服务。通过指派律师、减免费用等方式，帮助患者解决法律纠纷、维护其合法权益。

121. 老年认知障碍患者提前规划遗嘱与财产分配的重要性有哪些

老年认知障碍患者提前规划遗嘱与财产分配的重要性不容忽视，主要体现在以下几个方面。

（1）确保遗产按意愿分配。老年认知障碍患者在意识清晰且具备完全民事行为能力时，提前规划遗嘱可以确保自己的遗产能够按照个人意愿进行分配。这避免了在患者丧失认知能力后，遗产分配可能引发的家庭矛盾和法律纠纷。

（2）保护未成年子女权益。对于有未成年子女的认知障碍患者，提前规划遗嘱可以确保子女的权益得到保障。患者可以在遗嘱中明确为子女分配必要的财产份额，并设立信托或指定监护人，以保障子女的生活和教育需求。

（3）明确债务处理。老年认知障碍患者在遗嘱中还可以明确债务的承担方式，避免遗产因债务问题而被过度消耗或引发纠纷。这有助于保护继承人的利益，确保他们能够在继承遗产的同时，不必承担不必要的债务负担。

（4）减少法律纠纷。提前规划遗嘱并遵循法律规定的遗嘱形式，如自书遗嘱、代书遗嘱或公证遗嘱等，可以确保遗嘱的合法性和有效性。这有助于减少在遗产继承过程中可能出现的法律纠纷，使遗产分配更加顺利和平稳。

（5）促进家庭和谐。老年认知障碍患者提前规划遗嘱，可以体现对家庭成员的关爱和尊重。通过明确遗产分配和债务处理方式，患者可以减轻家庭成员在遗产继承过程中的压力和矛盾，促进家庭和谐与团结。

（6）应对突发状况。老年认知障碍患者的健康状况可能随时发生变化。提前规划遗嘱可以确保在患者突然丧失认知能力或去世时，家人能够迅速、有序地处理遗产分配问题，避免因突发状况而引发的混乱和纠纷。

122. 如何为认知障碍患者提供关爱与支持

为了帮助认知障碍患者更好地生活，我们需要提供全方位的关爱与支持。

（1）生活管理。①饮食：认知症老人可能缺乏自主进食的观念，应保证老人摄入充足的营养。②起居：保证起居环境温湿度适宜，为老人购置便于穿脱的衣物鞋袜，室内陈设避免拥挤。地面避免过于光滑，可以在室内或浴室铺防滑垫，在马桶等处安装扶手，避免老人摔倒。③其他：认知症老人辨别方向等能力衰退，有走失的风险，应尽可能保证老人在监护范围内。

（2）沟通。我们需要保持足够的耐心和同理心。与老人交流时尽量选择简单的词汇，保持声音平和。要耐心倾听患者的需求和想法，并给予积极的回应。认知障碍患者往往需要更多的情感关怀。

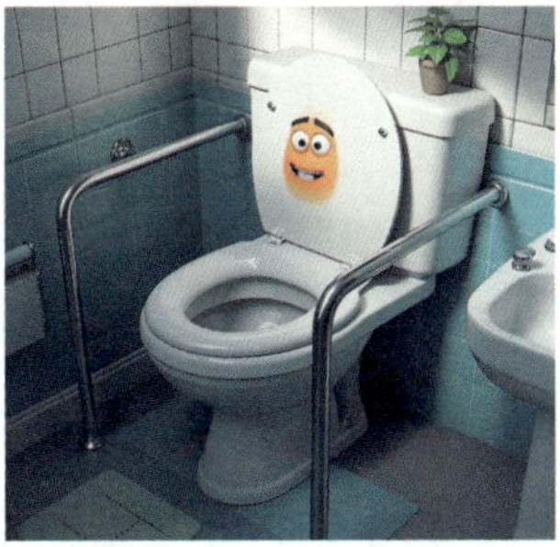

我们应经常陪伴他们，让他们感受到家人的关爱和支持。同时，要鼓励患者保持积极的生活态度，让他们感受到生活的美好。

123. 家属应如何面对老年认知障碍带来的压力

许多人难以接受家中有亲人患认知障碍症的事实，但是家属应冷静地接受现实，与医护人员一起理智地思考对策并实行之。家属应加入支持团体，学习相关知识，保持积极心态，学习放松，制订相应的治疗计划，与家人共同分担照护工作，适时寻求心理咨询的帮助，或者结交可交流的朋友。

124. 如何缓解认知障碍照护者的身心健康

照护认知障碍的家人，确实需要耐心和细心，同时也要照顾好自己。科学研究显示，参与园艺疗法等活动，不仅能帮助患者，也能让照护者在照顾过程中找到乐趣，减轻压力。记住，适当的休息和放松，如散步、交流分享，都是缓解压力的好方法。别忘了，寻求专业帮助也是照顾好自己的重要一步。

125. 社会对老年认知障碍患者的态度变化有哪些

社会对老年认知障碍患者的态度变化可以从多个维度来观察，以下是一些主要的变化趋势。

（1）认知度提升。随着医学知识的普及和媒体对认知障碍（如阿尔茨海默病、轻度认知障碍等）的关注增加，社会大众对这类疾病的认知度逐渐提升。人们开始认识到认知障碍并非简单的衰老现象，而是一种需要关注和治疗的疾病。

（2）政策支持。政府和相关机构也加大了对认知障碍的关注和投入，通过发布政策文件、设立专项基金等方式，推动认知障碍的筛查、诊断和治疗工作。这种政策导向进一步提升了社会对认知障碍的认知度。

（3）关爱与支持增加。①家庭关爱：随着认知障碍患者数量的增加，家庭成员逐渐意识到这一疾病的严重性，并给予了更多的关爱和支持。他们积极参与患者的照护工作，寻求专业的医疗和康复服务，以减轻患者的痛苦和提高其生活质量。②社会支持：社会各界也开始关注认知障碍患者群体，为他们提供更多的支持和服务。例如，一些社区和机构设立了认知障碍患者关爱中心，提供日间照料、康复训练等服务；一些志愿者组织也积极参与到认知障碍患者的关爱行动中来。

（4）理解与包容增强。①减少歧视：随着认知障碍知识的普及和社会文明程度的提高，人们对认知障碍患者的歧视和偏见逐渐减少。人们开始以更加理解和包容的态度看待这些患者，尊重他们的权利和尊严。②倡导平等：社会也开始倡导平等对待认知障碍患者，为他们创造更加友好的生活环境和社会氛围。例如，在公共场所设置无障碍设施、提供便利服务等措施，都有助于提升认知障碍患者的社会参与度和生活质量。

未来，随着社会的不断进步和医学技术的不断发展，我们有理由相信社会对认知障碍患者的态度将会更加友好和包容。

126．社会如何支持老年认知障碍患者及其家庭

（1）建立完善的医疗服务体系，加强早期筛查与干预，建立友好社区环境，提供个性化的照护服务。

（2）加强公众教育和推广认知障碍相关知识，提高公众对于认识障碍的认识和重视程度，提供心理治疗和康复训练。

（3）对于家庭，提供政策支持和经济援助，减轻患者和家属的痛苦，提高生活质量。

127．家庭成员应如何面对老年认知障碍患者

（1）保持耐心与理解。认知障碍患者通常会出现记忆力减退、语言障碍、情绪波动等症状，家庭成员需要保持耐心，理解患者的困惑和不适，避免直接否定或责备患者。

（2）安全第一。确保患者的居住环境安全，减少障碍物，安装扶手和防滑设施，避免尖锐边角，定期检查电线插座等，以减少意外风险。

（3）个性化照护。每个认知障碍患者的症状和需求都是独特的，家庭成员需要根据患者的具体情况进行个性化的照护。例

如，对于不想吃饭的患者，可以通过陪伴和互动的方式鼓励他们进食。

（4）规律作息和合理饮食。帮助患者建立规律的作息时间，提供营养丰富、易于消化的食物，避免油腻、辛辣或刺激性的食物，确保患者饮食安全。

（5）心理沟通和活动参与。与患者保持良好的沟通，使用简单明了的语言，避免含糊不清的词汇。鼓励患者参与认知锻炼、日常家务和社交活动，延缓认知功能退化，提高生活质量。家庭成员应积极参与患者到生活护理中去，同时关注自身情绪健康，必要时寻求专业心理咨询。